L'EXTRAIT

DE

CAPSULE SURRÉNALE

ET SON EMPLOI

DANS LA THÉRAPEUTIQUE OCULAIRE

PAR

Le Dr Gabriel HALLOT

PHARMACIEN DE 1re CLASSE
ANCIEN INTERNE EN PHARMACIE DES HOPITAUX DE PARIS
MÉDAILLE DE BRONZE DE L'ASSISTANCE PUBLIQUE.

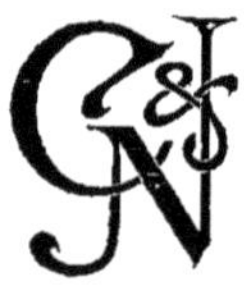

PARIS
GEORGES CARRÉ ET C. NAUD, ÉDITEURS
3, RUE RACINE, 3

1897

A LA MÉMOIRE VÉNÉRÉE

DE MA GRAND'MÈRE

A MON PÈRE

A MA MÈRE

MEIS ET AMICIS

A

MON PRÉSIDENT DE THÈSE

M. Le Professeur PANAS

PROFESSEUR D'OPHTALMOLOGIE A LA FACULTÉ
CHIRURGIEN DE L'HOTEL-DIEU
MEMBRE DE L'ACADÉMIE DE MÉDECINE
OFFICIER DE LA LÉGION D'HONNEUR, ETC.

AVANT-PROPOS

Nous ne saurions aborder le sujet que nous nous sommes proposé, sans offrir tout d'abord au maître qui nous en inspira l'étude l'hommage de notre vive reconnaissance. Près de trois années passées dans le service de M. le Professeur Panas nous ont permis d'apprécier toutes les ressources d'un esprit vraiment encyclopédique, aussi fécond en vues originales qu'en déductions pratiques, et auquel sont familières toutes les questions qui se rattachent non seulement à l'ophtalmologie, mais encore de près ou de loin aux autres branches de l'art médical. Dans maintes circonstances, M. le Professeur Panas nous a donné des marques d'intérêt dont nous garderons à jamais le précieux souvenir ; en acceptant la présidence de notre thèse, il nous fournit une nouvelle preuve de sa bonté et de son indulgence à notre égard ; qu'il nous permette de lui dire ici publiquement l'étendue de notre gratitude et de notre respectueuse affection.

M. le Pr agrégé Villejean, pharmacien en chef de l'Hôtel-Dieu, ne nous a ménagé, depuis tantôt cinq ans, ni son temps, ni ses encouragements, ni ses conseils ;

nous le prions d'agréer l'expression de notre vive reconnaissance.

C'est guidé par les leçons si claires et si pratiques de M. le Dr Ferrand, médecin de l'Hôtel-Dieu, que nous avons appris à appliquer les indications d'une thérapeutique raisonnée aux multiples exigences de la maladie et des malades. Honoré par lui d'une particulière bienveillance, nous n'oublierons pas les exemples d'humanité et de dévouement qu'il nous a si souvent donnés.

M. le Prof. Proust, depuis le jour où nous avons eu la bonne fortune d'être attaché à son service jusqu'à aujourd'hui, nous a toujours témoigné un très grand intérêt ; c'est pour nous un devoir bien agréable de lui en exprimer toute notre reconnaissance.

Nous n'aurions garde d'oublier M. le Dr Mathieu qui voulut bien nous initier, avec une aménité sans égale, aux difficultés du diagnostic et du traitement des affections du tube digestif et qui nous fit même le très grand honneur de nous associer à ses travaux ; les heures passées dans son laboratoire comptent parmi les plus agréables de nos études médicales.

Nous avons eu l'heureuse chance de pouvoir suivre pendant plusieurs mois les leçons magistrales de M. le Pr agrégé Gilles de la Tourette. Nous devons à l'art merveilleux qu'il possède de rendre lumineuses les questions les plus obscures, tout ce que nous avons appris en pathologie nerveuse ; nous le prions respectueusement d'en agréer l'hommage.

D'une affabilité peu commune, toujours prêt à nous

prodiguer ses précieux enseignements cliniques, M. le Pr agrégé Thoinot nous a donné en toute occasion les marques d'une extrême bienveillance ; le seul fâcheux souvenir que nous ayons conservé du temps passé dans son service est celui du jour où nous l'avons dû quitter.

M. le Dr Cazin, chef de clinique chirurgicale à l'Hôtel-Dieu, a mis à notre service, avec une inaltérable complaisance, sa science profonde de l'anatomie et de la chirurgie ; nous lui sommes redevable, sous ce rapport, d'une grande partie de nos connaissances et sommes heureux de pouvoir l'en remercier ici, encore qu'il nous ait toujours traité beaucoup plus en ami qu'en élève.

M. le Dr Terson, chef de clinique ophtalmologique, dont nous avons suivi le cours d'ophtalmoscopie et de chirurgie oculaire, nous a prêté l'appui de sa haute compétence et nous a été d'un constant secours. Nous l'on remercions bien sincèrement.

Enfin, en quittant l'Hôtel-Dieu, où nous avons vécu de longues années tôt écoulées, nous adressons un souvenir ému à deux de nos camarades, internes en pharmacie, que nous regrettons d'y laisser. H. Bouge et M. Javillier ont été pour nous en toute occasion d'excellents conseillers et, ce qui vaut mieux, des amis dévoués ; nous saurons ne pas l'oublier.

CHAPITRE PREMIER

Où l'on jette un coup d'œil rétrospectif sur l'histoire des capsules surrénales et les diverses opinions qui ont régné sur leur fonction jusqu'à nos jours.

Nul organe n'a exercé, à un plus haut degré que les capsules surrénales, la sagacité des physiologistes de tous les temps et de tous les pays ; nul n'a fourni matière et ne donne encore lieu à des opinions plus diverses et plus contradictoires.

Moïse le premier en aurait fait mention, si l'on en croit delle Chiaje, qui tient à faire remonter au grand législateur du peuple juif la connaissance des capsules surrénales. Mais delle Chiaje, comme l'a montré R. Blanchard, s'appuie sur une mauvaise traduction de la Vulgate par saint Jérôme, hébraïsant plus que médiocre, et point n'est besoin d'être antisémite pour ne pas partager cette conviction.

Les titres de Pline l'Ancien à la priorité ne paraissent pas plus sérieux et, avec la plupart des auteurs, nous continuerons à revendiquer pour Eustachi l'honneur de la découverte des glandes surrénales ; Eustachi, anatomiste avant tout, se contenta de décrire leur forme, leurs dimensions, leurs rapports, sans rien préjuger de leur fonction.

Casserius fut un des premiers à aborder la physiologie de ces organes ; le seul résultat de son travail fut de changer leur nom contre celui de « renes succenturiati ».

Spiegel, sans se mettre en frais d'imagination, se contenta de leur assigner un but peu compliqué, celui de remplir le vide qui, sans eux, séparerait le rein du diaphragme.

Pour Riolan, les reins succenturiés ne joueraient pas un rôle de remplissage, mais de soutien ; ils serviraient à étayer le plexus nerveux formé par le sympathique et le nerf vague.

G. Bartholin croit que le sang, insuffisamment épuré par le foie et la rate, vient déposer dans les capsules une matière excrémentitielle qu'il appelle « atrabile » et qui, transformée et fluidifiée, peut alors passer dans le rein et servir au délaiement des urines.

Wharton reconnaît aux glandes surrénales une double action : 1° disperser dans les viscères du fluide nerveux ; 2° secréter un produit encore inconnu qu'elles déversent dans le torrent circulatoire.

D'autres moins illustres ou moins heureux, car leur nom n'a point passé à la postérité, prétendaient que ces corps n'avaient d'autre usage que de recueillir l'humidité des gros vaisseaux d'alentour ; d'autres encore, que le suc qu'on y rencontrait ne différait nullement de celui des glandes mésentériques ; d'autres enfin, que le suc bilieux élaboré dans leur intimité, en parvenant jusqu'au cœur et s'y mêlant avec l'acide qui s'y trouvait, excitait la fermentation, principe du mouvement de ce dernier organe.

Telles étaient les opinions parmi lesquelles les médecins de l'époque pouvaient faire leur choix quand, en 1716, l'Académie des sciences de Bordeaux proposa comme sujet de prix : « Quel est l'usage des glandes surrénales ? » et choisit pour rapporteur le baron de Montesquieu, alors président à mortier du parlement de la même ville. Si le concours ne fut pas brillant comme résultat, il enrichit du moins la question de quelques théories dont nous ne citerons que deux :

La première qui, plaçant les glandes surrénales parmi les conglobées, admet « qu'elles ne sont qu'une continuité de vaisseaux dans lesquels le sang se subtilise », pour l'originalité de l'hypothèse.

La seconde qui, supposant deux sortes de bile, l'une grossière, séparée dans le foie et l'autre plus subtile qui se sépare dans le rein, attribue la formation de cette dernière à « un ferment qui coule des capsules », parce que c'est l'une des premières qui fassent mention d'un ferment élaboré par ces organes.

La rectitude de jugement dont l'auteur de l'Esprit des Lois fut toujours coutumier s'accommodait fort mal de toutes ces hypothèses; aussi déclara-t-il tout uniment qu'aucun des mémoires présentés ne pouvant satisfaire la légitime curiosité de l'Académie, il ne restait plus à cette illustre compagnie qu'à attendre du hasard la solution du problème.

Depuis cette époque lointaine jusqu'en 1856, tout le

monde s'était rallié, soit au fatalisme de Montesquieu, soit à la théorie de Bartholin ou à celle de Wharton. A signaler pourtant, plus près de nous, l'opinion de Heim qui attribua aux capsules surrénales un rôle dans l'hématose et celle de Bergmann fils, qui les considéra comme des ganglions nerveux.

C'est Addison qui, publiant en 1855 son fameux mémoire sur la maladie qui porte son nom, eut le grand mérite de rattacher le syndrome clinique de cette affection à l'altération fonctionnelle des capsules surrénales et de provoquer de toutes parts, par le regain d'actualité qu'il leur donnait, les travaux des physiologistes.

Brown-Séquard, le 25 août de l'année suivante, faisait à l'Académie des sciences, sur la physiologie et la pathologie des capsules surrénales, une communication mémorable où il disait :

« Des expériences extrêmement nombreuses m'ont « conduit à cette conclusion,...... que la fonction des « capsules surrénales est non seulement essentielle à « la vie, mais l'une des plus importantes de l'économie. « Le sang, chez les animaux dépouillés des capsules « surrénales, semble se charger d'un principe toxique ; « du moins ce sang (pris sur des lapins à l'agonie) hâte « considérablement la mort des lapins sur lesquels on « a enlevé depuis quelques heures une seule capsule ».

Cette notion si exacte et si nettement formulée du rôle antitoxique et indispensable des capsules surrénales rencontre immédiatement d'ardents contradicteurs. Philippeaux, Gratiolet, au sein même de l'Académie des sciences, affirment que la destruction des capsules surrénales, n'est pas fatalement suivie de la mort de l'animal et que, lorsque survient cette éventualité, il en faut chercher la raison dans des lésions de voisinage produites au cours de l'opération. Harley en Angleterre, Berruti et Perosino à Turin, arrivent aux mêmes conclusions. Brown-Séquard les refute victorieusement, mais Schiff revient affirmer que l'ablation des capsules surrénales chez le rat n'est pas mortelle.

Puis ce sont, à assez long intervalle, les travaux de Nothnagel, de Tizzoni, d'Alezais et Arnaud qui tous concluent que la mort, après ablation des capsules surrénales, doit être rapportée aux lésions du système nerveux; et l'on voit Brown-Séquard lui-même, ébranlé, revenir à trente années de distance sur sa première communication et, dominé par l'idée de l'inhibition, attribuer à des phénomènes de cet ordre la cessation de la vie chez les animaux acapsulés.

Stilling cependant reprend ces expériences, conclut à la mort inéluctable des animaux privés de capsules surrénales, constate après l'ablation d'une seule capsule l'hypertrophie compensatrice de l'autre, signale après Tizzoni la régénération de ces organes et donne enfin la clef des expériences contradictoires relatives à la survie des animaux, en découvrant l'existence de capsules surrénales accessoires.

C'est alors que Langlois et Abelous, dans une série de mémoires et Langlois, cette année même, dans sa thèse de doctorat ès sciences, si remarquable en tous points, confirment expérimentalement les idées premières de Brown-Séquard. Nous citons les conclusions de ce dernier travail qui sont aujourd'hui généralement adoptées. « Les capsules surrénales sont des glandes « vasculaires sanguines dont l'importance fonctionnelle « est manifeste. Leur destruction totale amène fata- « lement et rapidement la mort. Ce sont des organes « chargés de modifier, neutraliser ou détruire des poi- « sons fabriqués sans doute au cours du travail muscu- « laire et qui s'accumulent dans l'organisme après la « destruction des glandes surrénales. Elles produisent « en outre une substance, dont l'action s'exerce parti- « culièrement sur l'appareil circulatoire ».

CHAPITRE II

Comment les capsules surrénales, en plus de leur rôle antitoxique, possèdent encore une action remarquable sur le système circulatoire.

Cette dernière notion de l'élaboration, par les capsules surrénales, d'une substance exerçant sur le cœur et les vaisseaux une influence particulière et spécifique, est de date récente et nous la devons aux auteurs qui, pour démontrer l'importance et l'activité physiologique de ces glandes, ont eu recours non à leur destruction, mais à l'étude de leurs produits.

Olivier et Schäfer les premiers, en 1895, signalent, après l'injection d'extrait capsulaire, une vaso-constriction évidente avec augmentation de la pression sanguine, par action directe sur le système musculaire; car chez la grenouille cet effet se produit, même après la section de la moelle, et même après remplacement du sang de l'animal par la solution normale saline. Ils concluent que les capsules surrénales doivent être considérées comme des glandes à sécrétion interne, donnant naissance à une substance qui produit surtout ses effets sur le système musculaire en général, le cœur et les artères en particulier, et qui maintient ainsi la tonicité de tout le système.

Cybulski, à peu près à la même époque, constate aussi cette élévation de la pression, avec ralentissement du pouls et accélération de la respiration, mais il en donne une interprétation toute différente. Pour lui, la section bulbaire empêche l'action de l'extrait; aussi conclut-il que celui-ci influence les centres vaso-moteurs et non les appareils périphériques des vaisseaux.

Biedl répète ces expériences après extirpation complète de la moelle et trouve l'extrait actif dans tous les cas. Après destruction de la moelle allongée, de toute la moelle et par là même de tous les nerfs qui vont du centre à la périphérie, il déclare de toute impossibilité que l'extrait puisse agir comme le veut Cybulski.

Velich, Fraenkel, Gottlieb concluent dans le même sens, mais ce dernier reporte l'activité de l'extrait non sur le système musculaire, mais sur les glanglions nerveux du cœur et des vaisseaux.

Enfin Barraud, dans une thèse récente, croit pouvoir éliminer toute participation du système nerveux dans les phénomènes vaso-constricteurs observés, de ce fait qu'il les observe sur les vaisseaux de l'oreille du lapin, même après section de tous les conducteurs nerveux qui s'y rendent.

Il se fonde également sur une observation de L. Dor (de Lyon) qui constate cette même vaso-constriction sur un œil atteint de kératite muco-paralytique, après ablation du ganglion de Gasser.

Quel que soit le mécanisme intime dont il est la

résultante, ce pouvoir vaso-constricteur de l'extrait surrénal bien préparé se manifeste énergique et c'est lui que nous mettrons à profit dans la thérapeutique oculaire. Nous y reviendrons naturellement dans les chapitres suivants.

CHAPITRE III

Sur les propriétés toxiques de l'extrait de glande surrénale et les différents sentiments des auteurs touchant cette question.

Foa et Pellacani, injectant à différents animaux des solutions aqueuses de certains parenchymes frais, reconnaissent les premiers que, de tous les extraits d'organes, celui de capsules surrénales occupe, avec l'extrait de substance cérébrale, le premier rang pour la toxicité. Après une injection intraveineuse, chiens et lapins succombent par coagulation du sang dans le cœur droit; deux minutes suffisent chez le lapin. Quand l'injection est faite dans le tissu cellulaire sous-cutané, la mort ne survient pas avant vingt-quatre heures.

Di Mattei montre alors qu'une filtration minutieuse, aidée de la stérilisation par la chaleur, suffit pour empêcher l'action coagulante et il ne voit dans les phénomènes tardifs, provoqués chez les animaux en expérience, qu'une véritable septicémie.

Foa et Pellacani, tout en convenant de la presque identité des symptômes observés par eux avec ceux de la septicémie, se défendent de l'introduction d'aucun germe morbide et, dans une nouvelle série de travaux, prouvent que l'extrait surrénal a une action toxique particulière.

Tizzoni, sans nier que l'on puisse extraire une substance toxique des capsules surrénales, affirme qu'elle n'existe pas préformée dans l'organisme vivant et qu'elle ne prend naissance que lorsque les éléments cellulaires sont soustraits aux conditions ordinaires de la vie.

Alezais et Arnaud, reprenant les expériences de Foa et Pellacani, n'hésitent pas à attribuer les résultats obtenus par ces auteurs à leur *modus faciendi*. La thrombose mortelle n'a pas lieu quand l'extrait, au lieu d'être simplement décanté, a été filtré au papier avec des précautions d'asepsie plus minutieuses. Ils concluent que « la substance normale et vivante ne contient aucun principe toxique » et que les accidents généraux graves produits, dans certains cas, chez les animaux, par l'introduction dans les veines ou sous la peau d'une solution de cette substance, peuvent s'expliquer par son altérabilité excessive et probablement par le développement dans son sein, au contact de l'air, de ptomaïnes toxiques.

Oliver et Schäfer injectent de l'extrait surrénal par la voie sous-cutanée chez le chien, le cobaye, le chat, sans obtenir d'effets appréciables ; le lapin au contraire s'y montre très sensible.

Cybulski ne veut pas que l'effet observé sur le lapin soit d'ordre toxique à proprement parler. Pour lui, l'extrait agit d'abord sur le centre vaso-moteur ; secondairement, de la constriction générale des artérioles dérivent l'anémie du système nerveux, la dilatation considérable des vaisseaux du poumon et la congestion de ce viscère.

Gluzinski, au moyen d'injections intraveineuses d'un extrait glycériné, provoque la mort qui survient au milieu d'une dyspnée progressive et d'une paralysie généralisée. Quand on emploie la voie sous-cutanée, les animaux résistent plusieurs jours.

Gourfein est le premier qui se soit préoccupé de séparer dans l'extrait surrénal deux groupes de substances; les unes précipitables par l'alcool fort et inactives, les autres solubles dans ce véhicule et toxiques. Il n'a opéré que par la voie sous-cutanée et ses animaux sont morts presque toujours en moins d'une heure. Il signale, après Gluzinski, la valeur très inégale des extraits obtenus avec un même poids de substance.

Dubois recherche les causes de la variabilité d'action des extraits; il accepte la division de Gourfein et déclare qu'à la première classe « et à elle seule paraît appartenir l'action thérapeutique », mais de son propre aveu cette action se résume en « une élévation de température passagère et non constante ». De semblables propriétés sont de nature à décourager les thérapeutes les plus entreprenants.

V. Swale a fait un grand nombre d'expériences avec différentes préparations employées surtout en injections sous-cutanées, et avec des résultats variables. Il déclare impossible de fixer la dose toxique pour le lapin et constate que l'animal qui a reçu une dose forte mais insuffisante pour le tuer, acquiert, à l'égard du poison surrénal, une immunité de plusieurs semaines.

C'est aussi cette inconstance dans les résultats des expériences relatives à la toxicité capsulaire qui ressort le plus clairement du travail de Barraud.

Quant à Langlois, qui a pratiqué tant d'injections intravasculaires d'extrait surrénal, il relate partout l'action sur la pression sanguine, mais nulle part d'effets toxiques. D'où je conclus qu'il n'en a point observé.

CHAPITRE IV

Comment il est nécessaire, pour expliquer des contradictions si surprenantes, d'envisager la diversité des méthodes et des préparations employées par les différents observateurs.

Surpris des contradictions qui fourmillent dans une étude précise comme devrait l'être la détermination d'une toxicité, si l'on essaie d'apporter quelque méthode dans le classement des expériences déjà faites, afin d'en tirer une conclusion, on est immédiatement frappé de cette constatation, que peut-être deux auteurs ne se sont pas rencontrés à injecter par la même voie un produit identique.

Et pourtant il est une notion primordiale, essentielle, qui domine l'étude de l'extrait capsulaire et dont nous donnerons plus loin des preuves évidentes : les effets des injections ne sont pas comparables, suivant qu'on les fait intraveineuses ou simplement hypodermiques. C'est pour avoir méconnu l'importance de cette distinction et s'être servis exclusivement de la voie sous-cutanée que certains auteurs sont arrivés à des conclusions tout à fait erronées.

Mais, au demeurant, les modes d'introduction de la substance active dans l'économie ne sont pas très variés, et si l'on fait abstraction des procédés d'exception tels que l'absorption par l'estomac, l'injection dans la plèvre ou le péritoine, on peut les réduire aux deux précédents : la voie veineuse et la voie sous-cutanée. Il serait donc indiqué de prendre cette division très simple pour base de comparaison des expériences entre elles, si l'on ne se heurtait à une autre difficulté, plus sérieuse celle-là.

Non seulement chaque auteur donne, pour la préparation de l'extrait capsulaire, un procédé qui lui est propre, mais trop souvent il en emploie jusqu'à trois ou quatre simultanément, sans se soucier autrement des doses employées et encore moins de comparer la valeur des différents extraits.

Bien que V. Swale ne soit en aucune façon justiciable de ce dernier reproche, je le prendrai néanmoins comme exemple de ce regrettable polymorphisme expérimental.

Il accuse quatre-vingts expériences sur des lapins, cobayes, rats, souris, grenouilles ou crapauds. Il a fait des injections d'extrait surrénal, le plus souvent sous la peau du dos, parfois dans la plèvre ou le péritoine, quelquefois aussi dans les veines. Son procédé de préparation le plus usité a été l'ébullition de la glande fraîche avec la solution normale saline, mais il a aussi employé une macération de capsules fraîches broyées dans la même solution saline et injectée après filtration, sans ébullition. « On s'est aussi servi largement de la substance sèche », tantôt de la glande entière, tantôt de la portion médullaire seulement. Enfin, il a encore employé l'extrait glycériné, sans préjudice de celui préparé au moyen de l'alcool.

On voit que la fantaisie de l'expérimentateur peut se donner libre carrière, car suivant qu'il emploiera les capsules de tel ou tel animal, la substance médullaire, la portion corticale ou la glande entière, qu'il l'utilisera fraîche ou desséchée, qu'il la traitera à des températures variables par l'eau, l'alcool absolu, fort, ou faible, la solution normale saline, la glycérine pure ou additionnée d'eau ou d'un autre liquide en diverses proportions, il lui sera facile de combiner un nombre indéfini d'expériences avec un nombre égal d'extraits tous différents.

Mais il y a plus encore : le mot « extrait » lui-même prête à confusion et, sur ce qu'il doit signifier, les auteurs ne sont pas d'accord. Alors que la plupart d'entre eux, suivant en cela le sens étymologique et la classification partout admise dans les traités de pharmacologie, désignent sous le nom d'extrait sec « le produit « de l'évaporation d'un suc ou d'une solution obtenue en « traitant une substance végétale ou animale par un « véhicule vaporisable tel que l'eau, l'alcool ou l'éther », nous voyons Oliver et Schäfer, et après eux Langlois, appliquer improprement ce terme à la poudre de capsule surrénale desséchée.

Si l'on veut bien réfléchir que celle-ci est au véritable extrait sensiblement dans les proportions de dix à un, si l'on veut bien se reporter en outre aux considérations exposées dans le présent chapitre, on comprendra sans peine des divergences, voire même des contradictions, qui, de la part d'observateurs également éclairés et consciencieux, pouvaient paraître inexplicables.

CHAPITRE V

Où il est traité de quelques-unes de nos expériences et des réflexions qu'elles nous ont suggérées.

Afin d'échapper au reproche que nous avons formulé contre le plus grand nombre de nos devanciers, nous nous sommes constamment servis dans nos expériences physiologiques, d'un extrait glycériné de capsules de bœuf. Bien que la substance corticale en soit complètement inactive, nous avons toujours employé la glande entière, vu l'impossibilité d'en séparer exactement les diverses parties. Notre extrait a été préparé suivant une formule invariable et en assez grande quantité chaque fois, afin d'éviter les variations d'activité qui peuvent être assez considérables d'une capsule à l'autre, mais qui deviennent négligeables dans une liqueur qui représente, par exemple, la toxicité moyenne de trente ou quarante capsules. Celles-ci ont toujours été employées dans un état de fraîcheur parfaite, nous arrivant dès le matin des abattoirs où nous les envoyions chercher ; les animaux qui nous les fournissaient, vendus pour la boucherie, se trouvaient manifestement dans des conditions de santé aussi bonnes et aussi identiques que possible. Toutes nos observations ont été prises sur des lapins de poids à peu près égal, vigoureux et soumis au même régime.

Ayant ainsi éliminé, dans la mesure du possible, les causes d'erreur qui auraient pu dépendre :

a) du mode de préparation de l'extrait;

b) des animaux fournisseurs des capsules ;

c) des animaux en expérience ;

nous avons entrepris des essais physiologiques dont voici quelques exemples :

1re *série*. Exp. n° 1. Lapin de 2kg,225.

2 heures. — Injection, dans la veine marginale de l'oreille, de deux centimètres cubes d'un mélange, à volumes égaux, de notre extrait glycériné et d'eau distillée bouillie. L'animal paraît immédiatement abruti et somnolent.

2 h. 2'. — Parésie des pattes antérieures, puis du train postérieur. Dyspnée.

2 h. 5'. — Hoquet, mouvements convulsifs des pattes antérieures.

2 h. 7'. — Soubresauts violents, mouvements de salutation, l'animal s'épuise en efforts pour tourner sur lui-même.

2 h. 10'. — Collapsus profond, ralentissement de la respiration, affaiblissement du cœur, abolition de la sensibilité cornéenne.

2 h. 11'. — Mort.

1re *série*. Exp. n° 3. Lapin de 2kg,035.

2 h. 40'. — Mêmes conditions expérimentales.

2 h. 42'. — L'animal fait quelques pas, incoordination des mouvements. Dyspnée.

2 h. 43'. — Opisthotonos.

2 h. 44'. — Émission par les narines d'un liquide spumeux teinté de sang.

2 h. 45'. — Mort.

1re *série*. Exp. n° 6. Lapin de $1^{kg},920$.

10 h. 10. — Injection dans une veine de l'oreille d'un centimètre cube seulement du mélange précédent.

10 h. 14'. — L'animal qui se tenait allongé, la tête appuyée sur le sol, les pattes antérieures et postérieures écartées à droite et à gauche, est maintenant secoué de soubresauts répétés qui tendent à le faire tourner dans le même sens, du côté où a été faite l'injection.

10 h. 16'. — Tremblement généralisé.

10 20'. — Coma, la sensibilité paraît totalement abolie, la fracture de la queue n'est suivie d'aucun mouvement de défense.

10 h. 25'. — Mort.

Toutes nos observations sont, pour ainsi dire, calquées sur le même modèle. Toujours l'injection d'un demi à un centimètre cube de notre extrait glycériné, dilué dans un égal volume d'eau et correspondant à $0^{gr},50$ à 1 gramme de glande fraîche, a causé la mort dans un temps moyen de dix minutes. Nous n'avons pas rencontré à cette règle une seule exception.

C'est alors que nous avons étudié comparativement l'action du même produit en injections sous-cutanées. L'observation suivante est des plus instructives.

2e *série*. Exp. n° 2. Lapin de $2^{kg},195$.

2 h. 15'. — Injection du même mélange que précédemment, à la dose de deux centimètres cubes, sous la peau du dos, dans le tissu cellulaire sous-cutané.

3 h. 15'. — Aucun accident, nouvelle injection.

4 h. 15'. — Le lapin court dans le laboratoire et ne paraît nullement incommodé. Troisième injection.

4 h. 45'. — Quatrième injection, la sensibilité paraît diminuée, l'animal abattu reste immobile.

5 h. 15'. — Cinquième injection, dyspnée, parésie de la patte antérieure droite.

5 h. 30'. — Les deux pattes antérieures refusent tout service, l'animal se couche sur le flanc.

5 h. 45'. — Sixième injection. Polypnée intense, contracture du train postérieur.

6 h. 15'. — Septième injection. La dyspnée s'accentue encore si possible, cœur tumultueux et arythmique.

7 h. 15'. — Hoquet, cris stridents, mort sans nouvelle injection.

L'autopsie, comme dans tous les cas précédents, ne nous a pas révélé autre chose qu'une forte congestion du poumon, surtout accentuée à la base, avec ecchymoses sous-pleurales. La vessie contenait sept centimètres cubes d'urine, nous y avons recherché la pyrocatéchine, mais sans succès.

Enfin, dans une troisième série de recherches, nous nous sommes proposé de nous rendre compte des variations de toxicité pouvant résulter de l'action plus ou moins prolongée de la chaleur sur l'extrait capsulaire. C'est dans ce but que nous avons entrepris les expériences ci-dessous :

3e *série*. Exp. n° 1. Lapin pesant 2kg,025.

Tué en neuf minutes par une injection intra-veineuse de deux centimètres cubes du même mélange que précédemment.

Exp. n° 2. Lapin de 1kg895.

2 h. 50'. — Injection intra-veineuse de deux centimètres cubes du même mélange, porté pendant sept minutes à l'autoclave à 110°.

3 h. — Animal aplati sur le sol, dyspnée légère.

3 h. 50'. — Nouvelle injection, aucun changement.

4 h. 50'. — Collapsus de plus en plus profond.

5 h. 50'. — Ralentissement de la respiration, hoquet.

6 h. — Mort.

Exp. n° 3. Lapin pesant 1^{kg},925.

9 h. 45'. — Injection, dans une veine de l'oreille, de la même quantité du même produit, mais ayant subi, pendant une demi-heure, à l'autoclave, une température de 134°.

10 h. 45'. — Dyspnée, asthénie complète, sensibilité paraissant totalement abolie.

11 h. 15'. — L'animal se rétablit et fait quelques pas.

11 h. 45'. — Nouvelle injection semblable à la première.

2 h. — Le lapin est couché sur le flanc, complètement inerte, autre injection.

4 h. — État identique, quatrième injection.

Le lendemain à 9 heures, en arrivant au laboratoire, nous trouvons l'animal encore vivant, souillé d'abondantes déjections, complètement paralysé du train postérieur contracturé, mais ayant recouvré quelques mouvements des pattes antérieures, quand on l'excite. La respiration est très superficielle et très ralentie, le cœur à peine perceptible. La mort survient à 10 h. 1/2.

Quelles conclusions pouvons-nous tirer de ces faits ? plusieurs, à notre avis.

La première, que l'extrait glycériné (et nous nous sommes assurés que les résultats obtenus avec la solution au 1/20 d'extrait sec sont identiques) est extrêmement toxique pour le lapin en injection intraveineuse, mais que ses effets sont considérablement atténués lorsqu'on l'administre par la voie sous-cutanée.

Cette remarquable propriété, qui suffirait à distinguer l'extrait capsulaire des toxiques chimiques proprement dits, peut trouver, nous semble-t-il, son explication dans le mode de destruction de cette substance dans l'organisme. Les expériences de Langlois nous ont montré qu'elle disparaît par oxydation, et d'autant plus rapidement que l'activité des échanges chimiques est plus intense. L'effet sur la pression sanguine, qui ne se maintient jamais plus de quatre minutes chez les mammifères, se prolonge pendant un temps trois ou quatre fois plus considérable, quand ces mêmes animaux ont été refroidis ou curarisés, et chez la tortue chauffée il disparaît au bout de vingt minutes, alors qu'à l'état normal il dure plusieurs heures.

Si donc on injecte directement cet extraît surrénal dans les vaisseaux, il ne peut y être oxydé assez rapidement et produit des effets toxiques presque foudroyants ; au contraire, introduit dans le tissu cellulaire sous-cutané, il ne pénètre que lentement dans la circulation et s'y trouve peu à peu transformé, peut-être par l'oxydase dont Abelous et Biarnès ont récemment signalé la présence dans le sang des mammifères, en particulier chez le chien.

La connaissance de cette extrême toxicité nous offre encore un enseignement important; elle nous explique que l'on n'ait jamais pu prolonger de façon appréciable, au moyen d'injections d'extrait de l'organe enlevé, la vie des animaux acapsulés. En voulant leur rendre artificiellement le principe utile qui leur manque, on les accable sous la masse des substances toxiques dont l'accumulation dans leur propre sang cause leur maladie. Voilà pourquoi aussi l'opothérapie surrénale est à peu près condamnée à l'impuissance et pourquoi elle restera telle aussi longtemps qu'on n'aura pas complètement séparé les produits toniques et toxiques unis dans l'extrait capsulaire.

Nous ne croyons pas, en effet, que la toxicité de cet extrait soit due tout entière au principe, à la fois tonique et toxique, que Fraenkel, sans l'avoir isolé à l'état pur, a dénommé « sphygmogénine »; car cette toxicité persiste, quoique beaucoup atténuée, nous l'avons vu, sous l'action de la chaleur, et la disparition des phénomènes convulsifs, sous l'influence des causes qui peuvent rendre plus complète l'oxydation de la sphygmogénine, vient à l'appui de notre opinion. Les accidents comateux relèvent sans doute dans ce cas des autres poisons coexistants.

Cette action de la chaleur n'est pas exceptionnelle. Les docteurs Weil-Mitchell et Edward T. Reichart, de Philadelphie, cités par A. Gautier, ont observé que le venin du serpent à sonnettes, entièrement assimilable aux toxines par sa nature, ne peut être porté à 100° sans subir une notable transformation de son activité. « En particulier, ses propriétés convulsivantes disparaissent après chauffage ». Il semble donc que ces matières altérables soient composées de principes divers juxtaposés; il en est de même, c'est notre conviction, dans l'extrait surrénal.

CHAPITRE VI

Sur la préparation de deux extraits surrénaux, l'un fluide et l'autre sec, avec les raisons qui ont motivé notre choix.

Le lecteur qui a bien voulu nous suivre jusqu'ici est suffisamment édifié sur le nombre des procédés mis en œuvre par nos devanciers pour obtenir, dans les meilleures conditions de pureté, d'activité physiologique et d'asepsie, un produit toujours identique et de facile conservation. Aussi bien ne fatiguerons-nous pas son attention à les lui énumérer et à commenter les uns après les autres : la multiplicité même des moyens employés est une preuve certaine de leur inefficacité.

Nous aurions pu, nous aussi, imaginer quelque procédé très compliqué et nous procurer ainsi les joies d'une facile paternité ; nous avons préféré faire un choix parmi les moins mauvais, et le plus simple ici encore s'est montré le meilleur.

Ayant surtout en vue les applications de l'extrait surrénal à la thérapeutique oculaire, nous avons tenu à en mettre la préparation à la portée du praticien le moins expert dans l'art des manipulations ; aussi en avons-nous écarté de parti pris toutes les complications inutiles, persuadé que trop souvent le mieux est l'ennemi du bien.

Nous avons préparé deux sortes d'extrait qui répondent à toutes les nécessités de l'expérimentation et à tous les besoins de la clinique : l'un fluide, avec la glande fraîche ; l'autre sec, avec l'organe desséché et pulvérisé. Voici les procédés que nous recommandons :

Extrait fluide. — On prend les capsules surrénales de bœufs tués depuis peu. (On pourrait avec le même avantage les emprunter au cheval, au mouton, au lapin, suivant la plus ou moins grande commodité de chaque opérateur à se les procurer). On les débarrasse soigneusement de la graisse et du tissu conjonctif qui les entourent, on les divise finement avec des ciseaux et on les triture au mortier avec leur poids de glycérine pure à 30° et bien neutre. Après vingt-quatre heures de macération dans un endroit frais, on passe avec expression à travers une toile grossière et, suivant les cas, on évapore à basse température, ou on ajoute de la glycérine, de façon à obtenir un nombre de centimètres cubes équivalent au poids en grammes de l'organe employé. On porte alors pendant quelques minutes à 100°, on filtre avec toutes les précautions antiseptiques de rigueur, pour séparer les albuminoïdes coagulés et on enferme la liqueur limpide dans des ampoules stérilisées que l'on ferme à la lampe.

Nous avons toujours employé ce produit étendu de son volume d'eau distillée bouillie.

Extrait sec. — Les glandes surrénales, mondées comme précédemment, sont mises à l'étuve, ou plus simplement desséchées au bain-marie à une température qui ne doit pas dépasser 70°. On les pulvérise au mortier, sans attendre la dessiccation complète, ou encore dans un moulin à café turc avec lequel il est aisé d'obtenir toutes les grosseurs de poudre. Il n'y a nul intérêt à rechercher une grande finesse, au contraire, car dans ces conditions la poudre se laisse plus lentement pénétrer par l'eau, et, une fois imbibée, forme une masse pâteuse qui abandonne difficilement le liquide absorbé. Bien sèche et bien préparée, elle possède la couleur et l'odeur de la poudre de viande et peut, dans un flacon soigneusement bouché, se conserver presque indéfiniment, surtout si l'on a eu la précaution de la lessiver au chloroforme ou à la benzine, pour la débarrasser de la graisse qu'elle contient toujours en quantité notable.

C'est cette poudre (extrait sec de Langlois) qui va nous servir à préparer le véritable extrait surrénal. Pour cela, nous la soumettons à deux macérations successives, l'une de six heures dans quatre fois son poids d'eau distillée, l'autre de deux heures dans une quantité deux fois moindre du même liquide. Les liqueurs réunies sont filtrées et évaporées à siccité, à une température aussi basse que possible. Bates (de New-York) recommande de ne pas dépasser 40° centigrades. Le résidu est enfermé dans un flacon bien sec et conservé pour l'usage.

Cet extrait surrénal, soluble dans trois parties

d'eau environ, peut se plier à toutes les formes pharmaceutiques sous lesquelles le thérapeute doué de l'imagination la plus fertile pourra s'ingénier à le prescrire. Quant à nous, après quelques essais, nous avons définitivement adopté, comme collyre, la solution aqueuse au 1/20. On pourrait, pour aider à sa conservation, l'additionner d'une petite quantité d'hydrolat de laurier-cerise et formuler, par exemple, ainsi :

Extrait aqueux de capsules surrénales.	0gr,50
Hydrolat de laurier-cerise. . . .	2 grammes.
Eau distillée q. s. pour.	10 centimètres cubes.

Dissolvez, portez à l'ébullition pendant quelques minutes et filtrez avec les précautions antiseptiques ordinaires.

Nous avons toujours employé l'extrait glycériné dans nos expériences physiologiques, et l'extrait sec dans nos observations cliniques. Le premier, moins altérable, offre les principes de la glande fraîche dans un état de conservation parfaite et convient à l'expérimentation physiologique ; le second, moins irritant, est seul susceptible d'être employé dans les affections oculaires.

Si pour une raison quelconque, on voulait les comparer entre eux, on devrait se souvenir que l'extrait glycériné représente, par centimètre cube, 1 gramme de substance fraîche et la solution au 1/20 d'extrait aqueux, 0gr, 05 d'extrait sec. La glande fraîche se réduisant par la dessiccation à peu près au 1/5 de son poids et la poudre sèche laissant sensiblement 1/10 d'extrait sec, on voit que 0gr,05 de ce dernier produit correspondent approximativement à $0^{gr},50$ de poudre sèche et à $2^{gr},50$ de glande surrénale fraîche. Notre solutionà 1/20 devrait plus dnc, à volume égal, se montrer deux fois et demie active que notre extrait glycériné ; mais les altérations subies du fait de l'action prolongée de la chaleur entachent cette proportion d'une évidente inexactitude.

CHAPITRE VII

Touchant quelques propriétés physiques et chimiques d'un extrait surrénal bien préparé.

L'extrait glycériné, préparé comme il vient d'être dit, est d'une limpidité parfaite. Son odeur est nulle ; sa couleur, rosée avant d'avoir subi l'action de la chaleur, devient légèrement ambrée tirant sur l'améthyste très pâle. Dans le procédé de stérilisation d'Arsonval par l'acide carbonique liquéfié, la coloration ne change pas, mais c'est un mince avantage qui ne compense pas les complications d'un outillage à la portée des seuls laboratoires pourvus de crédits importants.

La saveur, l'odeur, la couleur et jusqu'à la consistance de l'extrait sec pris en masse, rappellent à s'y méprendre celles de l'extrait aqueux d'ergot de seigle, autre constricteur vasculaire, emprunté celui-là au règne végétal et qui, d'après Manquat, « semble avoir une action directe immédiate sur les fibres musculaires lisses des tuniques artérielles ». La ressemblance d'ailleurs s'arrête là.

Lorsqu'on a eu la précaution d'étendre l'extrait en couche mince, avant sa complète dessiccation, on l'obtient en lamelles transparentes, d'un brun rougeâtre, et très hygrométriques. Il est d'autant plus foncé qu'on a moins ménagé l'action de la chaleur et ses solutions brunissent d'autant plus rapidement qu'à ce facteur important d'oxydation vient s'ajouter l'influence combinée de l'oxygène et de la lumière. D'où cette précaution très importante de les conserver dans des ampoules scellées à la lampe, ou, à leur défaut, dans de petits flacons exactement remplis, parfaitement bouchés, et maintenus dans un endroit obscur et frais.

Au fur et à mesure que la coloration s'accentue, les réactions chimiques et les propriétés physiologiques diminuent parallèlement. Il nous a été impossible de déceler la présence du chromogène surrénal dans une solution aqueuse d'extrait, abandonnée pendant six mois sur le rebord d'une fenêtre dans un flacon bouché, mais à moitié vide, tandis qu'un extrait glycériné, non stérilisé, mais conservé au fond d'une boîte dans des ampoules scellées depuis le même temps, donnait toutes les réactions caractéristiques avec une intensité toujours égale. Ce n'est pas là d'ailleurs un fait exceptionnel. Camus a étudié récemment l'influence de la lumière sur l'oxydation des pigments biliaires et du sérum sanguin ; il conclut que la chaleur la favorise, mais que la présence de l'oxygène de l'air ou de l'oxygène dissous est une condition nécessaire à l'action de la lumière, puisque l'oxydation n'a pas lieu dans un tube où on a fait le vide. Dastre répond que la chaleur est l'agent le plus efficace et qu'elle suffit à l'exclusion des autres conditions. Pour ce qui a trait aux capsules surrénales, nous

nous rangeons à l'opinion du premier, car nous avons vu l'air et la lumière détruire un principe qui résiste à la putréfaction, et qu'une digestion artificielle n'attaque pas.

Des deux extraits précités, celui que nous avons préparé au moyen de la glande fraîche et de la glycérine est certainement celui qui contient, dans leur plus parfaite intégrité, les principes solubles de l'organe ; c'est aussi de beaucoup le moins altérable et celui qui se prête le mieux aux réactions colorées. Bien que nous les retrouvions au complet dans l'extrait sec bien préparé, elles sont légèrement atténuées et masquées par la coloration brunâtre qu'il présente toujours.

Il est une réaction que l'on considère à bon droit comme spécifique de l'extrait capsulaire, car il est de tous les extraits organiques le seul à la fournir, c'est la coloration verte produite par une solution de perchlorure de fer. Vulpian le premier, en 1856, la signala en ces termes à l'Académie des sciences : « Le sesquichlorure de fer et les sels de sesquioxyde de fer y produisent (dans le suc surrénal) une teinte glauque, parfois noirâtre, tirant un peu sur le bleu ou sur le vert ». Depuis cette époque, tous les auteurs l'ont répété à l'envi, mais ce que je n'ai point vu signalé, c'est que la coloration produite par l'addition du réactif n'est pas la même à toutes les températures. Si l'on prend en effet deux tubes d'une même solution d'extrait, l'un à la température ambiante et l'autre aux environs de 100° et que, dans chacun d'eux, l'on ajoute une goutte de perchlorure de fer, le premier devient immédiatement d'un vert plus ou moins foncé et le second rouge orangé. On serait tenté de conclure de ce fait que l'action de la chaleur a amené, dans la nature de l'extrait, une modification chimique durable ; il n'en est rien cependant, car si, après avoir chauffé un tube à 100°, on le laisse refroidir et qu'alors seulement on ajoute le perchlorure de fer, on obtient encore la couleur verte. Cette coloration s'atténue et vire au jaune avec le temps, ou par l'addition du réactif en excès. Si l'on chauffe, elle passe au rouge et reste telle ; on obtient le même résultat par addition de soude caustique ou de carbonate de soude. Que si maintenant on cherche à quelle température apparaît le rouge en remplacement du vert, on voit que c'est aux environs de 70°. D'où nous conclurons que, sans rien changer à la composition du chromogène capsulaire, puisqu'il est susceptible, même après chauffage à 100°, de donner la réaction verte à basse température, la chaleur, comme l'alcalinite du milieu, exalte du moins manifestement sa puissance réductrice.

L'extrait capsulaire est en effet un réducteur énergique. Non seulement il change les sels ferriques en sels de protoxyde, mais il transforme encore le ferricyanure de potassium en ferrocyanure, en donnant naissance à une magnifique couleur rouge-cerise, que le temps et la chaleur accentuent, et qui constitue une réaction pour le moins aussi nette que la réaction de Vulpian. L'acide azotique lui-même est décomposé. Si, disposant l'expérience comme pour la recherche des pigments biliaires dans l'urine, au moyen de la réaction de Gmelin, on verse dans le fond d'un tube à essai de l'acide azotique, et, par dessus, avec précaution, de façon à ne pas mélanger les deux liquides, une solution d'extrait surrénal, on ne tarde pas à voir apparaître, au point de contact, un anneau d'un beau bleu qui va se dégradant de haut en bas, et qui est dû à la formation d'anhydride azoteux.

Les sels d'or, d'argent, de mercure sont également réduits à froid ; les sels de cuivre seulement à chaud et en solution très alcaline. L'eau iodée, chlorée, bromée produit aussi une réaction rouge. Celle-ci disparaît rapidement. Au contraire, le chlorure mercurique donne un milieu neutre ou faiblement alcalin, une coloration rose ou rouge (suivant la concentration de l'extrait) qui se maintient pendant plusieurs jours (Mühlmann).

Toutes ces réactions sont communes à la pyrocatéchine et caractéristiques de cet oxyphénol.

CHAPITRE VIII

Sur l'identité du chromogène surrénal et de la pyrocatéchine.

Autant il nous paraîtrait téméraire d'affirmer, dans un mélange complexe, la présence d'un composé chimique, sur la foi d'une réaction unique qui pourrait lui être commune avec beaucoup d'autres, autant en nier l'existence alors que tous les réactifs s'accordent à l'y déceler nous semble illégitime. Or, toutes les réactions que nous venons d'énumérer, nous les avons à maintes reprises constatées dans nos extraits ; nous les avons toutes reproduites avec la pyrocatéchine : la conclusion s'impose.

Cependant, ce point encore n'est pas admis sans conteste. Après Vulpian et Virchow, Arnold poursuivant ses recherches fondamentales sur l'histologie des glandes surrénales tenta d'isoler la substance chromogène en la précipitant par le sous-acétate de plomb au sein de la solution alcoolique ; mais les cristaux qu'il recueillit ne lui montrèrent rien de caractéristique.

Vingt ans plus tard, Krückenberg obtenait à côté de ces cristaux une substance qu'il prit pour de la pyrocatéchine, bien qu'elle ne fût pas soluble dans l'éther. Brünner, quelques années après, se ralliait à la même opinion.

Tout récemment Fraenkel, reprenant le procédé Arnold-Krückenberg, arrive à cette conclusion que la substance isolée par ces auteurs n'est pas de la pyrocatéchine et il extrait lui-même, au moyen de traitements successifs à l'alcool absolu bouillant et à l'acétone, une substance sirupeuse qui possède les propriétés de la pyrocatéchine, à cela près qu'elle est insoluble dans l'éther, qu'elle se colore en rose par l'eau de chaux et qu'elle ne réduit pas les sels de cuivre en solution alcaline. Il la considère pourtant comme pure et en fait un dérivé azoté de la série orthodioxybenzénique. Une trace de ce corps possèderait l'influence caractéristique sur la pression du sang; c'est là sa « sphygmogénine ».

Mühlmann traite, à chaud, pendant un quart d'heure, l'extrait alcoolique de glande surrénale fraîche par 1/10 d'acide chlorhydrique, et reprend par l'éther, après refroidissement, le liquide brun résultant de l'opération. Il obtient ainsi un produit de couleur foncée, et présentant toutes les propriétés de la pyrocatéchine, y compris la solubilité dans l'éther. Mühlmann pense que la pyrocatéchine est unie dans la capsule surrénale à une substance probablement acide qui la rend insoluble dans l'éther et qui se sépare par l'ébullition avec l'acide chlorhydrique.

Cette hypothèse répond à l'objection tant de fois reproduite, vrai cheval de bataille des adversaires de la pyrocatéchine. « Elle est soluble dans l'éther, répètent ces irréductibles, et votre extrait ne l'est pas; donc les deux substances ne sont pas identiques ». Nous répondrons que si l'extrait surrénal ne cède presque rien à ce dissolvant, du moins lui abandonne-t-il quelque chose, la réaction colorée en fait foi ; que ce quelque chose augmente avec les différents traitements que l'on fait subir à l'extrait et que Mühlmann a retiré par le procédé cité plus haut de notables quantités d'une substance absolument identique à la pyrocatéchine.

Pour nous, nous serions tenté de remplacer l'hypothèse de Mühlmann (union de la pyrocatéchine avec un acide) par une autre qui nous paraît mieux s'accorder avec la solubilité de cet extrait dans les différents véhicules et mieux en expliquer les apparentes anomalies.

La pyrocatéchine, nous semble-t-il, pourrait très bien être unie à une matière albuminoïde dans la capsule surrénale, étant donné que la dislocation de la molécule d'albumine dans l'organisme met en liberté un noyau aromatique. Cette combinaison, éminemment oxydable, constituerait la véritable « sphygmogénine » douée de ses propriétés caractéristiques ; sphygmogénisante et tonique à petites doses, sphygmogénisante et toxique à doses massives, chromogène dans tous les cas; mais elle se décomposerait très facilement en ses divers éléments qui seraient pour ainsi dire juxtaposés et qui pourraient exister séparément. C'est ainsi que dans le procédé Mühlmann, l'acide chlorhydrique, attaquant la sphygmogénine, modifierait l'albuminoïde et mettrait en liberté la pyrocatéchine qui se dissout alors dans l'éther.

Telle est du moins l'explication qui nous paraît la plus plausible; des considérations d'ordre physiologique viendront dans les chapitres suivants lui prêter un nouvel appui.

CHAPITRE IX

Où il est montré que ni l'effet sphygmogénisant, ni l'action toxique de l'extrait capsulaire ne relèvent de la pure-pyrocatéchine.

Après avoir constaté les relations étroites qui unissent le plus ordinairement l'action sphygmogénisante et toxique à la propriété chromogène de l'extrait surrénal; après avoir reconnu que cette dernière est due à la pyrocatéchine, il semble naturellement indiqué d'attribuer aussi les deux autres à la même substance. Cette opinion ne reflèterait pourtant qu'une bien faible part de la vérité ; les preuves, les voici.

Il est certain que la pyrocatéchine jouit d'un pouvoir élévateur de la pression sanguine ; mais elle possède cette propriété à un degré bien moindre que l'extrait capsulaire; les expériences suivantes, que nous empruntons à la thèse de Langlois, en donneront une idée.

Chien de 8 kilogrammes, reçoit par la veine jugulaire 5 grammes de peptones dissous dans 60 centimètres cubes d'eau salée.

1° Injection de 30 centigrammes de capsules fraîches de chien:

Pression avant l'injection.. . . 4

— après — . . . 18

2° Injection de 4 centigrammes de pyrocatéchine:

Pression avant l'injection. . . 5

— après — . . . 5, 6

3° Injection de 4 centigrammes de pyrocatéchine :

Pression avant l'injection. . . 6

— après — . . . 13

« Mais à cette dose, écrit Langlois, la pyrocaté-
« chine est nettement convulsivante et l'élévation de
« pression constatée ne coïncide pas avec le ralentis-
« sement si caractéristique observé avec l'extrait cap-
« sulaire ».

D'ailleurs l'étude des doses respectives d'extrait surrénal et de pyrocatéchine nécessaires pour obtenir l'effet sphygmogénisant montre que si cette dernière y entre pour quelque chose, elle y est pour bien peu. D'après Oliver et Schäfer, 4/10 de milligramme d'extrait sec par kilo d'animal sont suffisants pour obtenir le maximum d'effet. Si l'on se souvient que ces auteurs appellent extrait la poudre desséchée et que cette dernière ne fournit que 1/10 de son poids d'extrait véritable, on voit que pour un chien de 8 kilogrammes il suffirait d'un peu plus de 3/10 de milligramme pour obtenir la pression maxima, alors qu'une dose de pyrocatéchine plus de cent fois supérieure ne produit qu'un effet à peine appréciable.

Mais si l'on ne peut attribuer à la pyrocatéchine qu'une faible part dans l'action sphygmogénisante de l'extrait capsulaire, peut-on la lui faire plus grande dans les phénomènes toxiques observés après l'injection intraveineuse ou sous-cutanée de la même substance ? Nous ne le pensons pas. Sans doute de tous les oxyphénols celui qui nous occupe tient le premier rang pour la toxicité ; sans doute les phénomènes observés dans l'empoisonnement par l'extrait surrénal présentent quelques points communs avec les accidents de l'intoxication phénolique, mais il n'est pas moins vrai qu'à la dose où elle pourrait se rencontrer dans l'extrait capsulaire injecté, la pyrocatéchine serait à peu près inoffensive et que les accidents rapportés dans nos observations et dans celles de nos devanciers relèvent d'autres substances, ptomaïnes ou toxines, dont la puissance toxique est autrement considérable.

Nous avons vu que tous nos lapins sont morts en dix minutes, temps moyen, après une injection intraveineuse de un demi à un centimètre cube d'extrait glycériné correspondant à 0gr,50 à 1 gramme de glande surrénale fraiche, ce qui représente 0gr,01 ou 0gr,02 d'extrait sec. Or, d'après les recherches de P. Binet, auteur d'un travail très complet sur la toxicité comparée des phénols, les doses minima de pyrocatéchine mortelles pour le cobaye et le rat sont de 0gr,20 à 0gr,25 par kilo d'animal, soit, en admettant le même équivalent toxique pour le lapin, 0gr,40 à 0gr,50 pour nos victimes qui pesaient en moyenne deux kilos. En supposant que la totalité d'extrait sec déterminé plus haut ait été constituée par de la pyrocatéchine, ce qui est considérablement au-dessus de la vérité, nous voyons que la dose injectée eût encore été 25 à 30 fois trop faible pour produire la mort dans les conditions de l'expérience.

Si ces chiffres n'avaient pas par eux-mêmes une éloquence irréfutable, la nature et la marche des phénomènes observés suffiraient à asseoir notre conviction.

Dans l'étude approfondie qu'il en a faite chez les mammifères, Binet reconnaît deux phases principales dans l'intoxication par la pyrocatéchine :

1° *Période d'excitation.* — Agitation violente avec accès de contractures tétaniformes et convulsions ;

2° *Période de collapsus.* — Avec violentes secousses et rapide va-et-vient des pattes.

Or, si l'on veut bien se reporter aux observations citées plus haut, on trouvera, dans la série des accidents enregistrés, des différences fondamentales avec ceux-ci. Nous pouvons effectivement distinguer d'une façon générale chez nos animaux trois stades successifs, plus ou moins nettement séparés, mais toujours reconnaissables.

1° *Phase d'Asthénie.* — L'animal immobile, abruti, comme sidéré, insensiblement incline la tête sur les pattes de devant; puis celles-ci s'étant écartées à droite et à gauche dans un mouvement de glissement, il repose directement sur le sol, le cou allongé, en proie à une dyspnée légère ;

2° *Phase convulsive.* — Puis apparaît la période d'excitation. L'animal, très dyspnéique, secoue la tête, roule sur le flanc, tourne sur lui-même, agite convulsivement les pattes antérieures, présente des soubresauts violents et des secousses musculaires disséminées, faisant de vains efforts pour mouvoir le train postérieur paralysé ;

3° *Phase comateuse.* — A ces crises convulsives succède un collapsus profond dont les excitations les plus vives sont impuissantes à tirer l'animal. Jusqu'alors il réagissait, tentait de se soustraire à la douleur, essayait de reprendre son centre de gravité lorsqu'on l'en écartait. Maintenant c'est une masse inerte qui ne manifeste plus la vie que par une respiration de plus en plus ralentie et embarrassée et par les battements du cœur qui vont s'affaiblissant jusqu'à la mort.

Quant aux lésions constatées à l'autopsie elles sont nulles ou simplement congestives dans l'empoisonnement par les oxyphénols : il en est de même, nous l'avons vu, dans nos observations. C'est là un point de ressemblance que la rapidité de la mort dans les deux cas explique suffisamment.

Pour nous résumer, nous dirons : la pyrocatéchine est sphygmogénisante, la pyrocatéchine est toxique, mais pas suffisamment, à la dose à laquelle on l'injecte dans l'extrait surrénal, pour expliquer l'action si énergique et si caractéristique de ce produit. C'est là un nouvel et puissant argument en faveur de notre hypothèse qu'elle forme une combinaison peu stable avec une substance, probablement une toxine, qui en exalte les propriétés physiologiques et dont la nature va donner matière à quelques réflexions.

CHAPITRE X

Sur les analogies de la sphygmogénine et des ferments solubles.

Bien que la nature de cette substance, dont l'union avec la pyrocatéchine augmente dans de si notables proportions l'activité de cette dernière, ne nous soit pas intimement connue; encore que nous n'ayons pas réussi à l'isoler de sa combinaison, nous pouvons cependant, en constatant les analogies qu'elle présente avec les enzymes ou ferments solubles, en inférer qu'elle appartient à la même famille.

Un des points qui rapprochent le plus la sphygmogénine d'une zymase, c'est que l'effet produit ne paraît pas proportionnel, ni comme puissance, ni comme durée, au poids de la substance injectée. Nous avons vu Oliver et Schäfer obtenir l'effet maximum sur la pression sanguine avec une dose de poudre sèche correspondant à 4/100 de milligramme d'extrait par kilogramme d'animal; de son côté, Langlois écrit: « L'élévation de pression observée après l'injection d'extrait capsulaire ne s'est jamais maintenue plus de quatre minutes chez les mammifères, quelle que soit la dose injectée, et nous avons souvent employé des doses hypermaxima ».

C'est bien là le caractère des ferments solubles; c'est aussi celui des toxines, tant qu'elles ne dépassent pas la dose susceptible d'être neutralisée dans l'économie. Dès que ce point est dépassé, les accidents apparaissent, et avec une rapidité et une intensité en rapport avec la masse introduite. Les désordres qui peuvent ne pas se produire avec une dose faible apparaîtront dans ces cas, sans que, de cette constatation nous puissions conclure que l'action des toxines est, comme dans toute action chimique, plus ou moins proportionnelle aux masses réagissantes (A. Gautier). C'est ce qui se passe pour l'extrait surrénal.

L'action de la chaleur nous montre une autre analogie entre la sphygmogénine et la classe des ferments. On sait que ces derniers sont rapidement atténués, puis détruits par une température plus souvent au-dessous qu'au-dessus de 100°. Or, consultons une fois encore nos expériences, elles sont instructives à cet égard.

Il nous a toujours suffi d'un demi à un centimètre cube d'extrait glycériné, porté seulement quelques minutes à 100°, pour tuer immédiatement, par injection intraveineuse, un lapin de deux kilogrammes; cependant, nous avons vu des animaux du même poids supporter deux injections, faites à une heure d'intervalle, d'un centimètre cube chacune du même extrait, mais laissé pendant sept minutes à l'autoclave à 110° et ne succomber que deux heures après la seconde injection (Exp. n° 2, p. 28); alors que le même liquide chauffé pendant une demi-heure à 134° et injecté à la dose de quatre centimètres cubes, à des intervalles de plusieurs heures, n'a causé la mort que vingt-quatre heures après la première dose du toxique (Exp. n° 3, p. 29).

Si la toxicité de l'extrait surrénal diminue sous l'influence de la chaleur, son action sphygmogénisante subit de semblables fluctuations ; c'est enore Langlois qui m'en fournit la preuve. Voici l'expérience qu'il rapporte :

Chien noir de 4 kilos, à jeun depuis deux jours, injection rapide de 0gr,50 de peptones dans 18 centimètres cubes d'eau salée.

1° Injection de 90 centigrammes de capsules de chien :

Pression avant l'injection. . . 5
— après — . . . 12

2° Injection de la même solution placée dans un ballon Pasteur à l'autoclave, le ballon est laissé 20 minutes, dont 6 minutes à 121° :

Pression avant l'injection. . . 7
— après — . . . 12

3° Injection, mêmes conditions, mais la température est maintenue pendant 6 minutes à 134°.

Pression avant l'injection. . . 9
— après — . . . 9

Ces résultats sont assez nets pour se passer de commentaires.

Mais ce n'est pas tout. Les enzymes présentent, comme on le sait, une sensibilité très grande à l'action de l'air qui les oxyde, surtout en présence de la lumière ; nous avons consacré un long paragraphe aux modifications subies par l'extrait surrénal, sous l'influence de ces agents puissants d'altération, et nous avons suffisamment insisté pour n'avoir pas besoin de revenir sur les précautions indispensables à sa conservation.

Il est de connaissance vulgaire que la réaction alcaline ou acide du milieu dans lequel ils agissent favorise ou anéantit le pouvoir des ferments solubles. Or, Bates nous a appris, et nous avons constaté après lui, que les acides même dilués diminuent considérablement l'action de l'extrait capsulaire.

Il est enfin entre la sphygmogénine et les zymases un dernier point commun. Les ferments solubles sont susceptibles d'être absorbés impunément par la voie intestinale, tandis que leur injection intraveineuse ou hypodermique peut être fort dangereuse. Dans le but de vérifier cette particularité, nous avons fait ingérer à un lapin de taille moyenne, en une fois, $0^{gr},50$ d'extrait sec, dose plus que suffisante pour tuer presque instantanément, par la voie intraveineuse, au moins dix de ses congénères, sans qu'il en paraisse ressentir le plus petit inconvénient.

Telles sont les considérations qui, prises isolément, ne permettraient sans doute que de vagues présomptions, mais dont la réunion constitue, nous semble-t-il, un ensemble suffisant pour justifier, à défaut de preuve directe, évidemment plus scientifique, l'opinion énoncée au commencement de ce chapitre.

CHAPITRE XI

Touchant les applications de l'extrait surrénal à la thérapeutique oculaire.

Lorsque parut le 16 mai 1896, dans le *New-York medical Journal,* la communication enthousiaste de W. H. Bates sur l'usage de l'extrait surrénal en opthalmologie, on put croire que cette découverte allait bouleverser la thérapeutique oculaire. C'était une conjonctivite phlycténulaire complètement guérie en deux jours, c'était une kératite interstitielle dont les vaisseaux visibles disparaissaient comme par enchantement à la suite de l'instillation de quelques gouttes du collyre merveilleux et qui, un mois plus tard, n'avaient pas reparu. On avait mis la main sur l'hémostatique idéal, sur le remède purement astringent qu'aucun autre ne peut remplacer dans la sphère de son action !

Il est à présumer que l'extrait capsulaire n'a rien gagné à passer l'Atlantique, car l'article que publia L. Dor dans le *Lyon médical,* au mois d'août de la même année, est déjà beaucoup moins élogieux et la thèse qu'il inspira à A. Barraud, à quelque temps de là, se termine sur des conclusions que nous n'avons pas à désavouer.

Ce n'est pas que l'action vaso-constrictive locale, annoncée par Bates, ne se manifeste énergique, mais l'effet n'est pas durable. L'œil anémié momentanément (un peu plus d'un quart d'heure, dit L. Dor ; une demi-heure dans les cas les plus favorables, d'après nos observations), redevient autant sinon plus congestionné qu'auparavant. Si l'on répète fréquemment l'application du remède, toutes les deux heures, par exemple, les premières instillations sont suivies d'une sensation de détente agréable et de fraîcheur très appréciée par les malades ; mais elles s'accompagnent bientôt d'une cuisson d'abord légère, puis qui ne tarde pas à devenir douloureuse au point que le patient refuse énergiquement d'en continuer l'emploi — et la rougeur manifeste de ses yeux témoigne du bien-fondé de ses plaintes.

Malgré ce sérieux inconvénient, nous avons retiré des effets satisfaisants de l'usage modéré d'une solution à 1/20 d'extrait aqueux dans l'eau distillée bouillie, dans des cas de conjonctivite, d'ailleurs légère et simplement hyperhémique. Une ou deux gouttes suffisent à faire disparaître la fatigue, les picotements et l'injection vasculaire qui succèdent à un travail prolongé à la lumière artificielle ; nous en avons fait plusieurs fois sur nous-même l'agréable expérience.

Mais là où l'extrait surrénal se montre le plus efficace, c'est incontestablement dans la kératite vasculaire. Nous ne voulons pas prétendre qu'il soit le remède héroïque et infaillible, car nous l'avons vu constamment échouer contre les pannus épais des granuleux, mais il améliore considérablement les kératites de moyenne intensité et se montre, dans tous les cas, un utile adjuvant du traitement ordinaire. Je n'en citerai qu'un exemple assez remarquable. Il remonte au mois d'octobre 1896, alors que, séduit par la méthode pleine de promesses du médecin américain, j'avais tenté, pour la première fois, sur les conseils de M. le Pr Panas, de l'appliquer à l'Hôtel-Dieu. Voici cette observation :

Juliette C***, 33 ans, brunisseuse.

Kératite musculaire double, datant de sept années. Il y a deux ans, récidive traitée à l'Hôtel-Dieu d'où la malade est sortie, après cinq mois, presque complètement guérie. Nouvelle poussée depuis trois semaines, traitée par des pointes de feu périkératiques, des ventouses scarifiées aux tempes et une pommade à l'ichthyol.

12 *octobre*. — Instillation de 6 gouttes d'une solution d'extrait à 1/20, en deux fois à 5 minutes d'intervalle. Dès la première instillation, la sclérotique est blanchie et les vaisseaux cornéens à peine visibles.

Dans la journée, 12 gouttes en quatre fois du même collyre.

13. — Effet éloigné, diminution de la congestion du globe oculaire et de la conjonctive bulbaire. Effet immédiat plus rapide et plus complet que la veille.

14. — Amélioration sensible, la malade commence à pouvoir supporter la lumière.

16. — État stationnaire. On prescrit deux gouttes toutes les deux heures.

19. — Amélioration très marquée, les yeux s'ouvrent presque complètement.

23. — La malade, presque totalement guérie, emporte une provision de collyre et ne revient plus.

Il s'en faut que les résultats obtenus soient aussi beaux et aussi rapides dans toutes les kératites ; nous tenons cependant d'une communication orale de M. le Dr Terson, chef de clinique, que plusieurs kératites interstitielles ont été très améliorées par lui au moyen de l'extrait surrénal.

Mais il est une propriété qui nous a paru constante dans ce produit, c'est son pouvoir hémostatique, aussi bien chez les animaux que chez l'homme ; les hémorragies capillaires, comme celles produites par les scarifications s'arrêtent presque instantanément par le resserrement immédiat des petits vaisseaux, ce qui ne laisse pas de pouvoir présenter des avantages dans des cas déterminés, comme par exemple dans les hémorragies consécutives aux opérations de ténotomie ou d'avancement musculaire, encore qu'il y ait rarement lieu de s'en préoccuper.

C'est surtout dans les opérations sur les yeux enflammés que l'action de l'extrait est précieuse, car elle permet de les insensibiliser à l'aide de la cocaïne, alors qu'on les considérait jusqu'ici comme rebelles à toute anesthésie.

Bates avait émis la proposition suivante :

« Si on emploie l'extrait avec la cocaïne, les yeux sont irrités et pas anesthésiés ». Nous n'avons, quant à nous, observé rien de semblable ; le collyre contenant 1/20 d'extrait et 1/40 de chlorhydrate de cocaïne anesthésie parfaitement les yeux sains ; il anesthésie même les yeux enflammés ainsi qu'en fait foi l'observation suivante :

Cécile J***, 33 ans, journalière.

Œil droit atteint d'iritis aigu, d'origine douteuse. 3 gouttes du collyre précédent toutes les cinq minutes.

Après la 2e instillation, insensibilité de la conjonctive bulbaire.

Après la 3e, insensibilité totale de la conjonctive et de la cornée.

Mentionnons que, dans ce cas comme dans tous les iritis, quelle que soit leur origine, la vaso-constriction s'effectue mal et que les vaisseaux, surtout les vaisseaux profonds, restent apparents.

L'iritis est une des affections oculaires les plus rebelles à l'action de l'extrait surrénal ; nous conseillons même de n'avoir jamais recours à cette médication, les quelques malades que nous avons ainsi traités s'en étant mal trouvés.

Lubens M***, 29 ans.

Iritis rhumatismal, remontant à cinq mois, pas de douleurs actuellement.

6 gouttes de collyre au 1/20, en 2 fois, à 5 minutes d'intervalle toutes les trois heures, dans la journée.

A la première instillation, sensation de fraîcheur agréable.

A la troisième, douleurs telles que le malade réclame les compresses chaudes et le collyre à l'atropine.

Autre exemple :

Henri P***, 42 ans.

Iritis spécifique datant de trois mois, pas de poussée aiguë pour le moment.

6 gouttes de collyre à 1/20, en 2 fois, à 5 minutes d'intervalle, trois fois par jour.

Dès le soir du premier jour, l'œil est plus rouge, plus douloureux. On cesse l'application du remède.

Dans le glaucome, les résultats ne paraissent pas devoir être meilleurs. Nous avons récemment recueilli l'observation d'une malade atteinte de glaucome chronique double, chez laquelle des instillations du même collyre à 1/20 n'avaient amené aucune modification favorable, après trois jours, ni du côté des douleurs, ni relativement au tonus toujours aussi élevé.

Enfin, dans un cas d'hyperhémie pure d'origine nerveuse nous n'avons pas été plus heureux. Voici l'observation :

Louise Q***, 22 ans.

Trois ou quatre fois par an, l'un des yeux indifféremment devient le siège de fortes névralgies sus-orbitaires avec rougeur de la conjonctive, sécrétion lacrymale abondante et une sorte d'œdème surtout localisé au niveau de la glande lacrymale palpébrale qui, elle-même, ne paraît pas indurée.

Cornée et iris normaux.

Actuellement nouvelle poussée, insuccès de tous les traitements médicaux, on essaie l'extrait capsulaire.

3 gouttes dans l'œil, de 10 en 10 minutes, pendant une demi-heure, puis seulement toutes les trois heures.

Effet immédiat manifeste, mais durant moins d'une demi-heure. A partir de la troisième instillation, la malade accuse une sensation de cuisson qui va en s'accentuant et qui lui rend la nuit suivante le sommeil impossible.

Le lendemain, œil au moins aussi hyperhémié que la veille, on laisse de côté le collyre.

En résumé, nous considérons l'extrait surrénal comme appelé à rendre des services et digne de figurer en bonne place dans l'arsenal thérapeutique. Mais il faut l'appliquer avec discernement et si nous avons tenu à publier nos insuccès, c'est afin de mettre en garde contre un produit qui, dans les inflammations des membranes profondes de l'œil, nous a toujours paru inefficace, sinon nuisible.

CHAPITRE XII

Où l'auteur tire de son travail des conclusions qui rencontreront sans doute bien des contradicteurs.

Des faits et des considérations qui précèdent nous croyons pouvoir conclure :

1° L'extrait surrénal bien préparé possède trois propriétés, étroitement liées l'une à l'autre et caractéristiques. Il est :

a) chromogène spontanément et vis-à-vis de nombreux réactifs ;

b) Élévateur de la pression sanguine et vaso-constricteur périphérique ;

c) Toxique énergique en injection intra-veineuse.

2° La pyrocatéchine possède cette triple action, mais à un bien moindre degré ;

3° Les propriétés physiologiques de la pyrocatéchine sont exaltées par son union avec une substance encore indéterminée, probablement une toxine. Cette combinaison, très oxydable, mérite le nom de « sphygmogénine » ;

4° La sphygmogénine paraît appartenir à la classe des ferments solubles ;

5° L'action vaso-constrictive locale de l'extrait capsulaire peut être avantageusement mise à profit :

a) Dans les conjonctivites simplement hyperhémiques ;

b) Dans les kératites vasculaires ;

c) Comme hémostatique, dans les hémorragies capillaires ;

d) Pour permettre l'anesthésie cocaïnique sur les yeux enflammés ;

6° Elle est indifférente ou même nuisible dans tous les autres cas.

BIBLIOGRAPHIE

Le lecteur qui voudra faire de la question des capsules surrénales une étude approfondie devra consulter l'index bibliographique très étendu de la thèse de Langlois.

ABELOUS. — La physiologie des glandes à sécrétion interne. *Revue générale des Sciences*, 1893.

— Sur l'action anti-toxique des C. S. *Comptes rendus de la Société de biologie*, 1895, p. 458.

ABELOUS et BIARNÈS. — Sur l'existence d'une oxydase chez les mammifères. *C. R. Société biol.*, 1897, p. 285.

— — Nouvelles expériences sur l'oxydase des mammifères. *C. R. Société biol.*, 1897, p. 493.

ABELOUS et LANGLOIS. — Note sur la fonction des C. S. chez la grenouille. *C. R. Société biol.*, 1891, p. 292.

— — La mort de la grenouille après destruction des C. S. *C. R. Société biol.*, 1891, p. 835.

— — Sur les fonctions des C. S. chez la grenouille. *Archives de physiol.*, 1892, p. 269.

— — Fonctions des C. S. chez les cobayes. *Archives physiol.*, 1892, p. 465.

ABELOUS et LANGEOIS. — Action toxique du sang des mammifères après destruction des C. S. *C. R. Société biol.*, 1892, p. 165.

— — Destruction des C. S. chez le cobaye. *C. R. Société biol.*, 1892, p. 388.

— — Toxicité de l'extrait alcoolique de muscles de grenouilles privées de C. S. *C. R. Société biol.*, 1892, p. 490.

ADDISON. — On the constitutional and local effects of disease of the suprarenales Bodies. London, 1855.

ALEZAIS et ARNAUD. — Recherches expérimentales et critiques sur la toxicité de la substance des C. S. *Marseille médical*, XXVI, 1889, p. 637.

— — Recherches expérimentales sur les C. S., XXVIII, 1891, p. 11, 94, 131, 195.

ARNOLD. — Ein Beitrag zu der structur und dem chimismus der Nebennieren. *Arch. für pathol. Anat. und Phys.*, 1866, p. 64.

ARREN. — Essai sur les C. S. *Thèse* de Paris, 1894.

ARSONVAL (d'). — Stérilisation à froid des liquides organiques par CO^2 liquéfié, nouveaux perfectionnements aux appareils stérilisateurs et à la préparation des extraits liquides destinés aux injections sous-cutanées thérapeutiques. *Archives phys.*, 1892, IV.

BARRAUD. — Étude de la vaso-constriction produite par l'application locale de l'extrait aqueux de C. S. *Thèse* de Lyon, 1897.

BATES. — The use of extract of Suprarenal capsule in the eye. *New-York medical Journal*, 16 mai 1896, p. 647.

BERGMANN. — Dissertatio de glandulis suprarenalibus. Göttingen, 1839.

BERRUTI et PEROSINO. — *Giornale dell' Academie medico-chirurgica di Torino,* 1857. *Giornale di medicina veterinaria,* 1857. *Annales de médecine vétérinaire.* Luglio, 1857. Note sulle C. S. Giornale della *R. Acad. med. chir. di Torino,* 1863, p. 357.

BIEDL. — Wiener klinische Wochenschrift, 1896, nº 9.

Binet. — Toxicologie comparée des phénols. *Revue médicale de la Suisse romande*, 1895, p. 561 et 617.

Blanchard. — Note sur l'histoire de la découverte des capsules surrénales. *C. R. Société biol.*, 1882, p. 325.

Brown-Séquard. — Recherches expérimentales sur la physiologie et la pathologie des C. S *Comptes rendus de l'Acad. des sciences*, 25 août 1856 et *C. R. Société biol.*, 1856, p. 422 et 542.

— Nouvelles recherches sur l'importance des fonctions des C. S. *Journal de physiol.*, 1850, I, p. 160.

— Discussion sur l'inhibition. *C. R. Société biol.*, 7 mai 1887.

Caillau. — Notice sur les glandes surrénales, suivie d'un discours prononcé sur le même sujet par Montesquieu en 1718. *Annales cliniques de la Société de médecine de Montpellier*, 1819, IV, p. 209.

Camus. — Action de la lumière sur l'oxydation des matières colorantes du sérum sanguin. *C. R. Société biol.*, 1897, p. 230.

— Influence de la lumière sur l'oxydation des pigments biliaires ; analogie de cette action avec celle qu'elle exerce sur la matière colorante du sérum sanguin. *C. R. Société biol.*, 1897, p. 232.

Cybulski. — Ueber die Function der Nebennieren. *Wien. Med. Wochenschrift.*, 1896, p. 215 et 255.

Dastre et Floresco. — Contribution à l'étude de la bilirubine et de sa transformation en biliverdine. *Arch. physiol.*, 1897, p. 459.

Delle Chiaje. — Existenza delle glandule renale de Batraci et de Pesci, 1837.

Di Mattei. — Sulle influenza dell' extirpazione delle C. S. sul organismo. *Ann. della Soc. de scienze natur.*, de Palermo, 1886.

Dor. — L'extrait de C. S. en ophtalmologie. *Province méd.*, 11 juillet 1896.

DOR. — Sur l'extrait de C. S. en ophtalmologie. *Lyon médical*, 9 août 1896.

DUBOIS. — Des variations de toxicité des extraits de C. S. *Arch. de physiol.*, 1896, p. 412.

DUPAIGNE. — Opothérapie surrénale chez les Addisoniens. *Thèse* de Paris, 1896.

EUSTACHI. — Opuscula anatomica. De renum structura, officiis et administratione. Venise, in-4, 1564.

FOA et PELLACANI. — Interno agli effetti tossichi della diluzione acquose degli organi freschi. *Arch. per le scienze med.*, 1879, III, p. 24.

— — Sul fermento fibrinogeno e sulle azioni tossiche di alcuni organe freschi. *Arch. per le scienze med.*, 1883, VII, p. 9.

FRAENKEL. — Die sphygmogenin (?) Gesellschaft der Aerzte in Wien. *Compte rendu in Wien. mediz. Wochenschrift*, 1896, p. 547 et in *Wien. med. Blätt.*, 1896, n°s 14 et 16.

A. GAUTIER. — Les toxines microbiennes et animales. Paris, 1896.

GLUZINSKI. — Ueber die physiologische Wirkung der Nebennieren extracte. *Wien. klin. Woch.*, 1895, n° 14.

GOTTLIEB. — Ueber die Wirkung der Nebennieren extracte auf Herz. *Arch. für Anat. und Physiol.*, 1896, p. 99.

GOURFEIN. — Recherches physiologiques et chimiques sur une substance extraite des C. S. *C. R. de l'Académie des Sciences*, 5 août 1895, et *Revue méd. de la Suisse romande*, 1895, p.

— Recherches physiologiques sur la fonction des glandes surrénales. *Revue méd. de la Suisse romande*, 1896, p. 113.

— Rôle de l'auto-intoxication dans le mécanisme de la mort chez les animaux décapsulés. *C. R. Acad. des Sciences*, 19 juillet 1897.

GRATIOLET. — Note sur les effets qui suivent l'ablation des C. S. *C. R. Acad. des Sciences*, 1856, p. 468-470.

HARLEY. — On experimental inquirity into the function of the suprarenales Bodies and their supposed connexion with bronzed skin. *British and for. med. chir. Review.*, 1854, XXI, p. 204.

HEIM. — Dissertatio de renibus succenturiis. Berlin, 1824, p. 23.

KRUCKENBERG. — Die farbigen Derivate der Nebennieren chromogene. *Arch. für path. Anat. und Physiol.*, 1885, p. 542.

LANGLOIS. — Destruction des C. S. chez le chien. *C. R. Société biol.*, 1893, p. 444, et *Arch. physiol.*, 1893, p. 488.

— Sur les fonctions des C. S. *Thèse. Faculté des Sciences*, 1897.

— Physio-pathologie des C. S. *Arch. physiol.*, 1897, p. 125.

— L'action des agents oxydants sur l'extrait de C. S. *C. R. Société biol.*, 1897, p. 524.

MANQUAT. — Traité de thérapeutique, 1898, II, p. 67.

MUHLMANN. — Zur Physiologie der Nebennieren. *Deustche med. Wochenschrift*, 1896, p. 409.

NOTHNAGEL. — Experim. Untersuchungen ueber die Addisonische Krankheit. *Zeitchr. für klin. Med.*, 1879, p. 77.

OLIVER et SCHAFER. — The physiological effects of the suprarenales Bodies. *Journal of Physiology*, 1894, IV, et 1895, XI.

PHILIPPEAUX. — Note sur l'extirpation des C. S. chez les rats albinos. *C. R. Acad. des Sciences*, 1856, p. 904-906.

SCHIFF. — Sopra l'estirpazione delle C. S. *L'Imparziale*, 1863, p. 234, et *Union médicale*, 1863, p. 347.

STILLING. — A propos de quelques expériences nouvelles sur la maladie d'Addison. *Revue de médecine*, 1888.

— Note sur l'hypertrophie compensatrice des C. S. *Revue de méd.*, 1888 et *Arch. für path. Anat. physiol.*, 1889, p. 569.

SWALE. — On the general physiological effects of extracts of the Suprarenal Capsules. *Journal of Physiology*, 1897, XXII, p. 111.

TIZZONI. — Sur la physiologie pathologique des C. S. *C. R. Acad. des Sciences*, 1886, p. 832.

TIZZONI. — Ueber die Wirkungen der Extirpation der Nebennieren auf Kaninchen experim. Untersuchungen. Beitr. zur path. *Anat. und zur allg. Pathol.*, 1889, p. 3.

VELICH. — Ueber die Wirkung des Nebennierensaftes auf den Blutkreislauf. *Wien. mediz. Blätter*, 1896, n°s 15 et 21.

VIRCHOW. — Zur Chimie der Nebennieren. *Arch. für path. Anat. und Physiol.*, 1857, XII, p. 481.

VULPIAN. — Note sur quelques réactions propres à la substance des C. S. *C. R. Acad. des Sciences*, 1856, p. 663.

TABLE DES MATIÈRES

CHARTRES. — IMPRIMERIE DURAND

www.ingramcontent.com/pod-product-compliance
Ingram Content Group UK Ltd.
Pitfield, Milton Keynes, MK11 3LW, UK
UKHW020416230726
13925UKWH00004B/1468

9 782019 269555